BEI GRIN MACHT SICH IHR WISSEN BEZAHLT

- Wir veröffentlichen Ihre Hausarbeit, Bachelor- und Masterarbeit

- Ihr eigenes eBook und Buch - weltweit in allen wichtigen Shops

- Verdienen Sie an jedem Verkauf

Jetzt bei www.GRIN.com hochladen und kostenlos publizieren

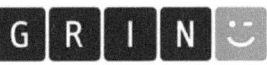

Bibliografische Information der Deutschen Nationalbibliothek:

Die Deutsche Bibliothek verzeichnet diese Publikation in der Deutschen National-
bibliografie; detaillierte bibliografische Daten sind im Internet über http://dnb.d-
nb.de/ abrufbar.

Impressum:

Copyright © 2014 GRIN Verlag, Open Publishing GmbH
Druck und Bindung: Books on Demand GmbH, Norderstedt Germany
ISBN: 9783656988724

Dieses Buch bei GRIN:

http://www.grin.com/de/e-book/337382/die-buergerversicherung-gerechter-fuer-
alle

Mischa Spelkus

Die Bürgerversicherung. Gerechter für alle?

GRIN Verlag

GRIN - Your knowledge has value

Der GRIN Verlag publiziert seit 1998 wissenschaftliche Arbeiten von Studenten, Hochschullehrern und anderen Akademikern als eBook und gedrucktes Buch. Die Verlagswebsite www.grin.com ist die ideale Plattform zur Veröffentlichung von Hausarbeiten, Abschlussarbeiten, wissenschaftlichen Aufsätzen, Dissertationen und Fachbüchern.

Besuchen Sie uns im Internet:

http://www.grin.com/

http://www.facebook.com/grincom

http://www.twitter.com/grin_com

2014

Die Bürgerversicherung: Gerechter für alle?

Autor: Mischa Spelkus

Modul: 01

15.09.2014

Inhaltsverzeichnis

1. Einleitung

Die Bürgerversicherung wird oftmals auch als Volksversicherung bezeichnet speziell von den Parteien SPD, Grüne und Linke, welche dieses System zur Reformierung des Gesundheitsapparates favorisieren.

Das Konzept der Bürgerversicherung basiert größtenteils auf der Abschaffung der Gesetzlichen- und der Privaten Krankenversicherung, sprich des dualen Systems und der Einführung einer einheitlichen Versicherung für jeden Bürger mit jedem Einkommen. Dadurch sollen die Einnahmen der gesetzlichen Krankenversicherung erhöht werden.[1]

Dieses Konzept erfährt aus der Bundesärztekammer und anderen Bereichen des Gesundheitssektors teils heftige Kritik. Auf politischer Ebene wird hauptsächlich von liberaler und konservativer Seite kritisiert, dass ein monolithisches einheitliches System durch wegfallenden oder reduzierten Wettbewerb der Versicherer die Qualität und Wirtschaftlichkeit der Gesundheitsversorgung verschlechtern würde. Das grundsätzliche Konzept sei nichts anderes als Planwirtschaft und Sozialismus und hätte schon in der DDR nicht geklappt. Manche Modelle wollen ebenfalls die Rentenversicherung mit einbeziehen, das bedeutet, dass alle Menschen in Deutschland in Zukunft auch in der Rentenversicherung pflichtversichert sein müssen und dort nach dem Muster der Gesetzlichen Krankenversicherung die Einkommensgrenze der Rentenversicherungspflicht abgeschafft wird.[2] Ob eine Bürgerversicherug gerechter für alle ist, als das bestehende Duale System, wird in dieser Hausarbeit dargestellt.

1.1 Themenübersicht

Diese fünfzehnseitige Hausarbeit befasst sich mit den verschiedenen Modellen der Krankenkassen, dem aktuellen Anlass für Reform Vorschläge und dem größten Konkurrenten des bisherigen Systems, der Bürgerversicherung. Es wird ein Überblick über den Aufbau der verschiedenen Krankenversicherungen gegeben und deren Finanzierung und Funktion wird analysiert.

1.2 Aufbau der Arbeit

Dieses Werk umfasst 15 Seiten, welche eine Einleitung, den aktuellen Stand der Krankenkassen und den Reformversuch der SPD, Grünen und Linken Fraktion erörtern. Zum Schluss wird die Kritik sowohl negativer als auch positiver Natur analysiert und ein Fazit gezogen.

---

[1] Vgl. Die Grünen, 27.07.2014, https://www.gruene-bundestag.de/%20themen/gesundheit/buergerversicherung-eine-fuer-alle_ID_212303.html
[2] Vgl. Karl Lauterbach, Heinz Lanfermann, Bürgerversicherung., Dr. med. Mabuse, Nr. 203 Mai/Juni, 2013, S. 16-17

2. Aktuelles Gesundheitssystem

Versicherungen, Versicherte und Leistungserbringer haben oftmals sehr unterschiedliche Ansichten wie, warum und wann eine Leistung erbracht werden muss. Deshalb kümmert sich das deutsche Gesundheitswesen um die Beziehungen zwischen den verschiedenen Fraktionen. Das Gesundheitssystem besteht aus sechs verschiedenen Fraktionen, den Leistungsempfängern (Patienten), den Leistungserbringern (Ärzte, Pflegepersonal usw.), den Leistungsfinanzierern (Arbeitgeber, freiwillig Versicherte in Privat- und Gesetzlicher Krankenversicherung), die Leistungszahler (Versicherungen, Selbstzahler), der Staat (Bund, Länder, Kommunen und Gesundheitsämter) und weiteren Interessenverbände (Selbsthilfeorganisationen). Abgesehen von staatlichen Krankenhäusern werden die Versorgungsleistungen weitgehend privat erbracht. Außerhalb der Krankenhäuser dominieren hauptsächlich freie Berufe, wie niedergelassene Ärzte und Apotheker. Ebenfalls gibt es private Unternehmen, beispielsweise die pharmazeutische und die medizintechnische Industrie. Krankenhäuser werden häufig noch in gemeinnütziger Trägerschaft geführt, werden jedoch immer häufiger privatisiert. Der Staat beteiligt sich als Leistungserbringer nur nachrangig in Form von Gesundheitsämtern, kommunalen Krankenhäusern oder Hochschulkliniken. Ambulanter und stationärer Sektor arbeiten nahezu isoliert voneinander. Viele Kritiker bemängeln, dass dies zu ineffizienter Behandlung führt.[3]

2.1 Gesetzliche Krankenversicherung

Rund 90 Prozent der Bevölkerung In Deutschland sind in der gesetzlichen Krankenversicherung (GKV) versichert, das sind etwa 70 Millionen Versicherte. Sie alle haben Anspruch auf Leistungen. Diese Leistungen umfassen Maßnahmen und Mittel um einerseits ihrer Gesunderhaltung und Wieder-herstellung oder andererseits der Verbesserung des Gesundheitszustandes zu dienen.[4]

Die GKV wird getragen von gesetzlichen Krankenkassen, die als Körper-schaften des öffentlichen Rechts finanziell und organisatorisch unabhängig sind. Sie führen die ihnen staatlich zugewiesenen Aufgaben eigenverantwortlich durch.

Es gibt zwei wichtige Prinzipien die bei der GKV zum Tragen kommen: Zum Einen, das Solidaritätsprinzip, das bedeutet, dass jeder Versicherte unabhängig von seinem Einkommen und seinen Beiträgen, welche er an die Krankenkasse zahlt, die gleiche medizinisch notwendige Versorgung bekommt und zum Anderen, das Sachleistungsprinzip. Dieses stellt diese medizinisch notwendige

---

[3] Vgl. Jan Böcken, Martin Butzlaff und Andreas Esche: „Reformen im Gesundheitswesen" 3. Überarbeitete Auflage, 2003, Verlag Bertelsmann Stiftung

[4] Vgl. GKV-Spitzenverband, 09.08.2014, http://www.gkv-spitzenverband.de/krankenversicherung/krankenversicherung_grundprinzipien/grundprinzipien.jsp

Versorgung sicher, ohne dass der Versicherte finanziell in Vorleistung treten muss.

In den letzten 45 Jahren hat sich die Anzahl der Krankenkassen ständig reduziert. Durch das GKV-Wettbewerbsstärkungsgesetz hat sich dieser Prozess auf Grund von Fusionen noch verstärkt.

Derzeit gibt es 132 gesetzliche Krankenkassen (Stand: 01.07.2014).

Anzahl der Krankenkassen im Zeitablauf –
Konzentrationsprozess durch Fusionen
(Angaben zum Stichtag 1.1.)

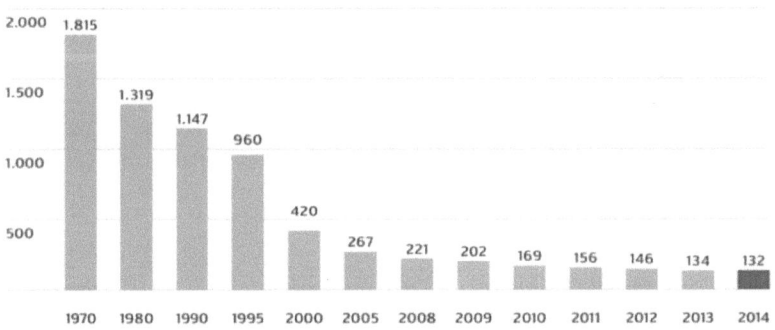

Quelle und Darstellung: GKV-Spitzenverband

5

Die Leistungen der GKV werden hauptsächlich durch Beiträge von Arbeitgebern und Arbeitnehmern, sowie aus einem Bundeszuschuss aus Steuermitteln finanziert. [6]
Die Bundesbeteiligung wird seit 1.Januar 2004 zur pauschalen Abgeltung der zahlreichen versicherungsfremden Leistungen der gesetzlichen Krankenversicherung geleistet, so unter anderem als Ausgleich für beitragsfreie Versicherungszeiten von Frauen im Mutterschutz oder für die deutlich geminderten Krankenversicherungsbeiträge von Hartz IV-Empfängern. Zum 1.Januar 2009 wurde der Gesundheitsfonds und ein einheitlicher Beitragssatz

---

[5] Grafik: http://www.gkv-spitzenverband.de/media/grafiken/krankenkassen/Grafik_Anzahl_Krankenkassen_300dpi_2014-01-29.jpg Aufruf: 09.08.2014

[6,7] Vgl. Linda Karakas: „Gesetzliche vs. Private Krankenversicherung: Pro und Contra unter Berücksichtigung des deutschen Sozialstaatsmodells", Hamburg, Bachelor + Master Publishing 2014

für alle Versicherten eingeführt. Ebenfalls neu ist seitdem das Instrument der kassenindividuellen Zusatzbeiträge.[7]

Seit dem 1.Januar 2011 gilt ein gesetzlich festgelegter, einheitlicher Beitragssatz von 15,5 Prozent vom Einkommen der Versicherten. Außerdem wurde die paritätische Aufteilung des Beitragssatzes zwischen Arbeitgeber und Arbeitnehmer aufgehoben. Der Arbeitgeber muss nun nur noch 7,3 Prozent, der Arbeitnehmer aber 8,2 Prozent des Beitrages leisten. Der Arbeitgeberanteil soll auch bis auf weiteres nicht steigen. Das bedeutet, dass Kosten -steigerungen im Gesundheitswesen in Zukunft hauptsächlich über Zusatzbeiträge finanziert werden. Für diese kassenindividuell als fester Betrag erhobenen Zusatzbeiträge gibt es einen Sozialausgleich, der sich am durchschnittlichen Zusatzbeitrag aller Kassen orientiert Morbiditätsorientierter RSA (Morbi-RSA).

Seit Anfang 2009 orientiert sich der Risikostrukturausgleich (RSA) zwischen den gesetzlichen Krankenkassen auch am Krankheitszustand der Versicherten - der Morbidität. Dieser sogenannte Morbi-RSA stellt den 1994 eingeführten Finanzausgleich auf eine neue Grundlage.[8]

Zeitgleich mit dem Morbi-RSA startete am 1. Januar 2009 der Gesundheitsfonds. Beide Instrumente – also Morbi-RSA und Gesundheitsfonds – bedingen einander inhaltlich nicht, sondern könnten auch unabhängig voneinander wirken.

Kriterien für den Morbi-RSA:

Krankheitsrisiken werden anhand von 80 ausgewählten Krankheitsgruppen direkt über pseudonymisierte stationäre und ambulante Diagnosen berücksichtigt Arzneimitteldaten werden zur zuverlässigen Absicherung ambulanter Diagnosen verwendet Berücksichtigung der bis dahin im bisherigen Finanzausgleich benutzten indirekten Krankheitskriterien Alter, Geschlecht, Anspruch auf Erwerbsminderung Keine gesonderte Berücksichtigung mehr von Versicherten, die in strukturierten Behandlungsprogrammen (Disease-Management-Programme = DMP) eingeschrieben sind Abschaffung des Risikopools.[9]

Aus dem Gesundheitsfonds erhalten die Krankenkassen pro Versicherten eine Grundpauschale plus einem risikoadjustierten Zu- bzw. Abschlag. Das heißt, Krankenkassen mit kränkeren Versicherten bekommen mehr Geld als die mit gesunden

---

8,9

Vgl. GKV-Spitzenverband, 10.08.2014, http://www.gkv-spitzenverband.de/krankenversicherung/krankenversicherung_grundprinzipien/grundprinzipien.jsp#ligh tbox

2.2   Die Private Krankenversicherung

In der Privaten Krankenversicherung (PKV) sind rund 9 Millionen Menschen vollversichert. Außerdem bestehen mehr als 23 Millionen Zusatzversicherungsverträge. Die PKV finanziert sich ausschließlich über die Beiträge ihrer Versicherten. Grundlage für die Berechnung der Versichertenbeiträge ist nicht nur das Einkommen der Versicherten, sondern es spielen zusätzliche Faktoren, wie zum Beispiel das Eintrittsalter, die Berufsgruppe und der Gesundheitszustand eine Rolle. Die Private Krankenversicherung (PKV) wird von privatrechtlichen Unternehmen in Form von Aktiengesellschaften, zurzeit 24 Unternehmen, oder Versicherungsvereinen auf Gegenseitigkeit, zurzeit 19 Unternehmen, betrieben.

Alle Gesellschaften werben um Kunden, und jede bietet eigene und oft auch verschiedene Varianten des Versicherungsschutzes an. Bei den meisten Anbietern muss der Kunde seine Krankenversicherung nach dem Baukastenprinzip zusammenstellen. Versicherungsschutz für ambulante und stationäre Behandlungen, für Zahnbehandlungen und für Zahnersatz benötigt jeder. Arbeitnehmer und Selbstständige brauchen darüber hinaus ein Krankentagegeld als Ersatz für Einkommensausfall. Bei Privatpatienten stellen die Ärzte ihre Rechnungen nach der Gebührenordnung für Ärzte. Für Zahnärzte gilt die Gebührenordnung für Zahnärzte. Das sind Verzeichnisse, die jedem Arbeitsschritt eine Punktzahl zuordnen. Mit dem Punktwert multipliziert ergibt diese Zahl den einfachen Gebührensatz. Ärzte können diesen je nach Schwierigkeit der Behandlung ohne Begründung bis zum 2,3fachen steigern, mit schriftlicher Begründung bis zum 3,5fachen. Schließen sie mit den Patienten spezielle Honorarverträge, können sie noch höhere Gebühren berechnen.[10] Für ihre im Alter steigenden Gesundheitsausgaben sorgen die Privatversicherten selbst vor: Sie haben in der Kranken- und Pflegeversicherung rund 190 Milliarden Euro an Rücklagen gebildet. Das entlastet die zukünftigen Generationen.[11]

---

[10] Vgl. Stiftung Warentest, 07.09.2014, http://www.test.de/Private-Krankenversicherung-344-Tarife-im-Test-1447386-2447404/

[11]Vgl. Verband der Privaten
Krankenversicherung e.V., 07.09.2014, www.pkv.de/themen/krankenversicherung/

3.   Bürgerversicherung

Das Konzept einer Bürgerversicherung (BV) sieht vor, die Finanzierungsbasis der sozialen Sicherungssysteme zu verbreitern. Derzeit werden die gesetzliche Kranken-, Pflege-, Renten- und Arbeitslosenversicherung aus Beiträgen von Arbeitgeber- und Arbeitnehmer/Innen finanziert, die sich nach dem Arbeitseinkommen der Beschäftigten richten. In einer solidarischen Bürgerversicherung würden weitere Personengruppen, wie Selbstständige, die heutigen Privatversicherten, Beamte und Abgeordnete, mit Beiträgen ins Versicherungssystem einbezogen. Außerdem sollen neben dem Lohn weitere Einkommensarten wie Kapitaleinkünfte unter die Beitragspflicht fallen.[12]

3.1   Verschiedene politische Konzepte

Als erste Partei hat die SPD im Jahre 2004 ein Konzept zur Bürgerversicherung vorgestellt. Dieses sieht vor, dass alle Neukunden ausschließlich die Möglichkeit haben, in der Bürgerversicherung versichert zu werden. Für bereits bestehende Verträge mit den Privaten Krankenversicherungen wird ein Bestandsschutz gewährt. Den Versicherten der PKV soll aber eine Wechseloption gegeben werden. Die Bürgerversicherung soll sowohl von den Privaten-, als auch von den Gesetzlichen Krankenversicherungen angeboten werden dürfen. Die Bürgerversicherung soll laut SPD durch ein drei Säulen-Model finanziert werden. Aus dem Arbeitnehmerbeitrag soll ein Bürgerbeitrag werden, den alle Bürgerinnen und Bürger prozentual nach ihrer Leistungs-fähigkeit auf ihr Einkommen aus selbstständiger und unselbstständiger Arbeit zahlen. Die Beitragsbemessungsgrenze, oberhalb der das Einkommen eines Versicherten beitragsfrei bleibt (derzeit 3.937,50 Euro Bruttomonats-einkommen), soll bleiben. Der Bürgerbeitragssatz soll einheitlich festgelegt werden, doch zur Stärkung des Wettbewerbs sollen die Krankenkassen die Möglichkeit bekommen, diesen anzupassen. Zusatz- und Sonderbeitrag sollen wegfallen. Familienmitglieder ohne eigenes Einkommen und Kinder sollen weiterhin betragsfrei mitversichert werden. Dabei sollen Arbeitgeber und Bürger den gleichen, lohnbezogenen Beitrag zahlen, wie es vor dem 1. Januar 2011 auch in der Gesetzlichen Krankenversicherung geregelt war. Ergänzt werden sollen diese zwei Säulen, durch eine dritte, steuerfinanzierte Säule. Dadurch sollen Besserverdienende einen höheren Beitrag zur Finanzierung der Gesundheitsversorgung beitragen, da sie zum Beispiel über höhere Abgeltungssteuern stärker belastet werden als Mittel- oder Geringverdiener. Ziel der Bürgerversicherung soll laut SPD, die Abschaffung einer Zwei – Klassen-Medizin sein, wie man sie in der nachfolgenden Abbildung vorfindet.

---

[12] Vgl. Martin Pfaff, Bürgerversicherung - solidarisch und sicher!: Die Rolle von GKV und PKV, Beitragsgrundlagen, Leistungskatalog, rechtliche Umsetzung, VSA; Auflage: 1., 01.07.2004

Leistungsprofile

PKV	GKV
• freie Wahl unter allen ambulant tätigen Ärzten • Status als Privatpatient (u.a. rasche Terminvergabe, kurze Wartezeiten)	• Versorgung durch Kassenärzte • Überweisungspflicht zum Facharzt

• alle zugelassenen Arzneimittel • Erstattung in Höhe der tatsächlichen Preise	• nicht rezeptpflichtige Arznei-mittel nur in Ausnahmefällen • keine Leistung bei geringfügigen Gesundheitsstörungen • Rabattverträge legen erstattungsfähige Medikamente fest • Erstattung meist durch Festbeträge begrenzt

• Freie Krankenhauswahl • oft Chefarztbehandlung • oft Ein- oder Zweibettzimmer	• Arzt bestimmt Krankenhaus per Einweisung • Kein Anspruch auf Behandlung durch bestimmten Arzt • Mehrbettzimmer

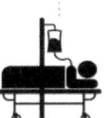

[13]

Dadurch, dass es keine unterschiedlichen Honorarverträge für privat und gesetzlich Versicherte mehr geben würde, soll nur noch die Art und Schwere der Krankheit darüber entscheiden, wie und wie schnell ein Patient behandelt wird. Es sollen nicht mehr wie in letzter Zeit bei vielen Ärzten, besonders bei Fachärzten üblich, die Privatversicherten bevorzugt Termine oder eine bessere Versorgung erhalten nur weil bei diesen höhere Honorare berechnet werden können.[14]

Die Grünen wollen mit ihrer Bürgerversicherung laut Wahlprogramm die Zwei-Klassen-Medizin im aktuellen Gesundheitssystem beenden. Alle Bürger sollen hier einbezogen werden. Ebenso wie bei der SPD soll die paritätische Finanzierung zwischen Arbeitgeber und Arbeitnehmer wieder hergestellt werden. Allerdings wollen die Grünen alle Einkommensarten gleich behandeln und zur Finanzierung heranziehen. Neben Arbeitseinkommen und Renten trifft es auch Kapitaleinkommen wie Aktiengewinne sowie Zinsen oder Mieteinnahmen. Die Grünen wollen dabei die Beiträge strikt einkommensbezogen erheben und Zuzahlungen abschaffen. Zudem möchte

---

[13] Grafik: www.pkv.de/service/zahlen-und-fakten/ Aufruf: 07.09.2014
[14] Vgl. SPD,07.09.2014, http://www.bundestagswahl-bw.de/wahlprogramm_spd.html

die Partei die Beitragsbemessungsgrenze auf das in der Rentenversicherung geltende Niveau anheben. Dadurch sollen Gutverdienende stärker beteiligt und mehr Raum für Beitragssatzsenkungen geschaffen werden. Kinder werden nach den Plänen kostenlos mitversichert. Auch das Konzept der Grünen sieht vor das GKV und PKV die Bürgerversicherung anbieten dürfen.[15]

Auch nach Ansicht der Linken soll es eine Bürgerversicherung geben. In der soll jeder Mensch, der in Deutschland lebt Mitglied werden. Damit könne der Beitragssatz zur Krankenversicherung auf Jahre hinaus konstant niedrig bei etwas über zehn Prozent des Einkommens gehalten werden, behauptet die Partei. Denn die Linken wollen eine Bürgerversicherung, in die alle Menschen, die in Deutschland leben, mit allen Einkommensarten solidarisch einzahlen. Dazu gehören neben Löhnen und Honoraren auch die Einnahmen aus Miet-, Pacht- und Kapitalerträgen. Versicherte mit einem Einkommen oberhalb der bisherigen Beitragsbemessungsgrenze sollen künftig mit dem gleichen Beitragssatz in die solidarische Finanzierung einbezogen werden. Damit wird die private Vollversicherung überflüssig und abgeschafft. Die Partei will die private Krankenversicherung auf Zusatzleistungen beschränken und den Beschäftigten der Versicherungsunternehmen einen sozial verträglichen Übergang in die gesetzlichen Krankenkassen ermöglichen. Bei Einkommen aus Löhnen und Gehältern soll der Arbeitgeber die Hälfte der Beiträge bezahlen.[16],[17]

Diese drei Konzepte ähneln sich in ihrer Grundstruktur sehr. Alle Modelle wollen, dass alle Bürger/Innen in eine Versicherung einbezahlen und die Zwei-Klassen-Medizin die nach Ansicht der Parteien durch die Aufteilung der Patienten in Privat- und Gesetzlichversicherte begründet liegt abschaffen. Größter Streitpunkt der Parteien ist aber der Umgang mit der Beitragsbemessungsgrenze (BBG). Während die SPD die BBG nicht ändern will, wollen die Grünen sie anheben und die Linken sie sogar abschaffen.

3.2 Kann die Bürgerversicherung die „Zwei-Klassen- Medizin" stoppen?

Hintergrund der Fragestellung sind die, in der letzten Zeit häufiger werdenden Medienberichte über die unterschiedliche Behandlung von Kassen- und Privatpatienten, insbesondere was Termin -vergaben bei Fachärzten angeht.

Die Befürworter der Bürgerversicherung beantworten die Fragestellung, ob die Bürgerversicherung eine Zwei- Klassen- Medizin stoppen kann, mit einem eindeutigen „Ja".

---

[15] Vgl. Die Grünen, 07.09.2014, https://www.gruene-bundestag.de/%20themen/gesundheit/buergerversicherung-eine-fuer-alle_ID_212303.html
[16] Vgl. Die Linken, 07.09.2014, http://www.linksfraktion.de/themen/buergerinnen-buergerversicherung-solidarische/
[17] Vgl. Valentin Holzer, Die Finanzierung der GKV über Gesundheitsprämie, Bürgerversicherung, Gesundheitsfonds, Grin Verlag Gmbh, 31.07.2009

Prof. Dr. Karl Lauterbach, Arzt, Gesundheitsökonom und gesundheitspolitischer Sprecher der SPD Bundestagsfraktion behauptet, das durch ein einheitliches Honorarsystem für die private und die gesetzliche Krankenversicherung, dass bei einer Einführung der Bürgerversicherung geschaffen würde, niemand mehr bevorzugt behandelt werde. Allein die Schwere der Erkrankung bestimme dann die Schnelligkeit und den Umfang der Behandlung.[18]

Katrin Göring-Eckardt, Grünen-Spitzenkandidatin im Bundestagswahlkampf 2013 sagt, dass ihre Partei mit der Bürgerversicherung die Zwei-Klassen-Medizin überwinden und unser Gesundheitssystem gerecht und solide finanzbar machen will. Auch die Grünen sehen in einheitlichen Honorarverträgen die Lösung um die Zwei-Klassen-Medizin zu beenden.[19]

Harald Weinberg, gesundheitspolitischer Sprecher der Fraktion, Die Linke, erläutert in einer Pressemitteilung, dass der Anreiz, Privatpatienten zu bevorzugen, in der Zwei-Klassen-Medizin steckt. Ärztinnen und Ärzte können für die gleiche Arbeit bei privat Versicherten im Schnitt mehr als das Doppelte abrechnen. Dies soll sich mit der Bürger- und Bürgerinnenversicherung der Linken ändern.[20]

Eine Umfrage der Kassenärztlichen Bundesvereinigung (KBV) zeigt: Während 30 % der privat Versicherten beim Facharzt sofort einen Termin bekommen, sind es nur 20 % der gesetzlich Versicherten. Umgekehrt warten 23 % der Kassenpatienten mehr als drei Wochen auf einen Facharzttermin, aber nur 8 % der privat Versicherten. Diese Zahlen sind auch zum Teil begründet durch den Fachärztemangel in bestimmten Regionen.[21]

Ein hoher Anteil von privat Krankenversicherten geht mit einer höheren Ärztedichte einher, insbesondere bei Fachärzten. Doch bisher gab es keinen wissenschaftlichen Beleg für diesen Zusammenhang. Eine Studie von Leonie Sundmacher und Susanne Ozegowski von der Ludwig-Maximilian-Universität in München kommt jetzt zu dem Schluss, dass durch das Nebeneinander zweier Versicherungssysteme (GKV und PKV) mit unterschiedlichen Honorarsystemen, eine bedarfsgerechte und gleichmäßige ärztliche Versorgung aller Patienten erschwert wird.

Bei einem Prozent mehr PKV-Versicherten liegt die Ärztedichte um rund zwei Prozent höher. Bezogen auf Fachärzte stellen die Autorinnen eine deutliche Korrelation fest, bei Hausärzten hingegen nur eine geringe. Sie zeigt sich aber

---

[18] Vgl. Dr. med. Mabuse, Nr. 203 Mai/Juni, 2013, S. 16-17
[19] Vgl. Die Grünen, 07.09.2014, http://www.gruene.de/themen/soziale-gerechtigkeit/das-ende-der-zwei-klassen-medizin.html
[20] Vgl. Die Linke, 07.09.2014, http://www.linksfraktion.de/pressemitteilungen/terminvergabestellen-loesen-nicht-problem-zwei-klassen-medizin/
[21] Vgl. Bertelsmann Stiftung, 07.09.2014, https://faktencheck-gesundheit.de/news/news0/artikel/buerger-wuenschen-sich-solidarische-krankenversicherung/?tx_ttnews[year]=2013&tx_ttnews[month]=09&tx_ttnews[day]=26

sowohl in Städten als auch auf dem Land. „Ein zusätzliches Prozent von PKV-Versicherten in einem Kreis ist mit einem Anstieg von rund vier Vertragsärzten pro 100.000 Einwohner in urbanen Regionen verbunden und in ländlichen Regionen mit einem Anstieg von rund drei Vertragsärzten", so Sundmacher/Ozegowski.[22]

Gegner der Bürgerversicherung hingegen behaupten, dass sie erst der Beginn einer echten Zwei-Klassen-Medizin wäre.
Heinz Lanfermann, Rechtsanwalt und Sprecher für Gesundheit der FDP Fraktion im Bundestag 2013 sieht in den Plänen von SPD, Grünen und Linken eine sogenannte Bürgerversicherung einzuführen, keineswegs eine Verbesserung unseres Gesundheitswesens. Im Gegenteil, er sieht in dem jetzigen Modell des Wettbewerbes der GKV und PKV, den Hauptgrund für die flächendeckende und hochwertige Versorgung für Alle, unabhängig von der finanziellen Situation des Einzelnen. Lanfermann geht davon aus, dass eine Einheitsversicherung unter staatlicher Kontrolle, eine Rationierung und Beschneidung des Leistungs - kataloges zur Folge haben wird.
Prof. Dr. Frank Ulrich Montgomery, Präsident der Bundesärztekammer, sagt: „Eine staatliche Einheitsversicherung löst kein einziges Problem unseres Gesundheitssystems, sondern schafft nur neue. Nur unter Beibehaltung der Dualität von Gesetzlicher und Privater Krankenversicherung lässt sich unser Gesundheitssystem zukunftsfest weiterentwickeln." [23]
Der Verband der Privaten Krankenversicherer PKV warnt auf seiner Internetseite mit dem Verkehrsschild „Achtung Gefahr" und der Überschrift „Vorsicht Bürgerversicherung". Die Vertreter der PKV warnen vor den Folgen des reduzierten Wettbewerbs und der Einschränkung des Leistungskataloges, durch die Einführung einer Einheits-Versicherung. In Ländern mit einem Einheitssystem gibt es nach Aussage der PKV, eine deutlich schlechtere medizinische Versorgung, längere Wartezeiten und einen begrenzten Leistungskatalog. Die Vertreter der PKV vergleichen die Bürgerversicherung mit dem National Health Service in Großbritannien. Dort sitzt der Obdachlose neben dem Professor im gleichen Wartezimmer bei einer Art Hausarzt. Dieser allein entscheidet dann über die weiteren Maßnahmen der Behandlung, wie zum Beispiel die Überweisung zu Fachärzten. Zugang zu Spitzenmedizin haben in Großbritannien laut PKV nur Menschen die es sich leisten können. Die Einführung einer Einheits-Versicherung wäre dann aus Sicht der PKV, erst der Beginn einer echten Zwei-Klassen-Medizin.[24]

---

[22] Professor Dr. Leonie Sundmacher, Dr. Susanne Ozegowski, 07.09.2014, https://faktencheck-gesundheit.de/fileadmin/daten_fckv/Dokumente/GG_12_13_31-35-1_Sundmacher_Ozegowski.pdf
[23] Bundesärztekammer, 07.09.14,
http://www.bundesaerztekammer.de/page.asp?his=3.71.11025.11183.11203
[24] Dr. Frank Schulze Ehring, 07.09.14, http://www.wip-pkv.de/uploads/tx_nppresscenter/Rationierung_und_Wartezeit_in_Grossbritannien.pdf

Dr. med. Bernhard Rochell, Hauptgeschäftsführer der Bundesärztekammer, Berlin erklärt im Ärzteblatt, das die medizinische Versorgungsqualität durch die Einführung der Bürgerversicherung nicht besser, sondern eher schlechter wird, weil mit der Abschaffung der PKV ein wichtiger „Innovationsmotor" verloren ginge. Außerdem sieht er in der Bürgerversicherung keine Garantie für den Wegfall der Zwei-Klassen-Medizin, sondern durch den Wegfall des Wettbewerbs zwischen GKV und PKV nur eine Ausdünnung des Leistungskataloges und weiterhin die Möglichkeit für Gutverdiener sich Leistungen durch private Zusatzversicherungen dazu zu kaufen.[25]

3.3   Kritische Beurteilung der Argumente

Alle hier dargelegten Konzepte und Aussagen können noch nicht wissenschaftlich fundiert belegt beziehungsweise entkräftet werden, da es sich bei der Bürgerversicherung um ein theoretisches Modell zur zukünftigen Gesundheitsversorgung handelt. Die Auswirkungen der Einführung einer Bürgerversicherung (BV) kann man nur prognostizieren. In Anlehnung an die Studie von Leonie Sundmacher und Susanne Ozegowski von der Ludwig-Maximilian-Universität kann man vermuten, dass bei Einführung einer BV, die Verteilung der Fachärzte gleichmäßiger sein wird und dadurch die Wartezeiten auf Termine für alle Versicherten sich annähern. Außerdem ist zu erwarten, dass durch die Anpassung der Honorarverträge beider Krankenversicherungs-systeme, die Grundlage dafür geschaffen wird, dass Patienten nach Art und Schwere ihrer Erkrankung behandelt werden und nicht nach Art ihrer Versicherung. Da es aber weiterhin die Möglichkeit der Zusatzversicherungen gibt, kann es auch weiterhin Ungerechtigkeiten in der medizinischen Versorgung geben.

Zu den Aussagen der Vertreter der PKV, welche die Bürger -versicherung mit dem National Health Service in Großbritannien vergleichen, muss man anführen, dass die Briten ein komplett anderes Gesundheitssystem haben wie wir. In Großbritannien gibt es überhaupt keine Krankenversicherung. Die Gesunheitsausgaben werden aus Steuermitteln finanziert, der Staat alleine entscheidet welche Geldmittel zur Verfügung gestellt werden.[26]

Das Argument der Gegner der BV, dass durch die Abschaffung der PKV der Leistungskatalog der Krankenversicherung ausgedünnt und die Qualität der Medizin aufgrund fehlender Innovation nachlässt, kann man nachvollziehen, aber nicht mit objektiven Argumenten belegen. Auf diversen Seiten im Internet wird zwar eine Studie aufgeführt, welche zeigen sollen, dass in den Ländern welche ein BV ähnliches Modell besitzen wie Kanada, Schweden oder

---

[25] Vgl. Bundesärztekammer, 07.09.14,
http://www.bundesaerztekammer.de/page.asp?his=3.71.11025.11183.11203
[26] Vgl. Handelsblatt, 07.09.14, http://www.handelsblatt.com/politik/deutschland/gesundheit-als-planwirtschaft-horrormeldungen-aus-dem-krankenhaus-seite-all/7874494-all.html

Norwegen zum Beispiel Wartezeiten für einen geplanten Standard Eingriff von mehr als 4 Monaten haben. Diese Wartezeiten sind aber nur der Gipfel es wird auch von zu spät kommenden Krankenwagen, Patienten die wieder nach Hause geschickt werden und Krankenhäusern, welche sich teilweise in einem sehr schlechten Zustand befinden geredet. Da diese Studie aber vom Wissenschaftlichen Institut der PKV veröffentlicht wurde kann man sie nicht als objektive Quelle bewerten.[27]

4. Schlussfolgerung und Fazit

Es ist schwer eine eindeutige Antwort auf die Fragestellung zu geben, ob die Bürgerversicherung eine Zwei-Klassen-Medizin stoppen kann und somit für alle gerechter ist
Bei meinen Recherchen zum Thema konnte ich sehr wenige Fakten finden, die auf unabhängige und objektive Quellen zurückzuführen sind. Auch in bisherigen Publikationen finden sich ähnliche Quellen wie bei dieser Hausarbeit. Einerseits findet man Informationen, die von Befürwortern wie dem Deutschen Gewerkschaftsbund oder den Parteien, SPD, Die Grünen und Die Linke publiziert wurden. Andererseits werden von Gegnern wie der Privaten Krankenversicherung, Gefahren der Einführung einer Bürgerversicherung für unsere gesamte Wirtschaft prognostiziert.

Meiner Ansicht nach kann eine Zwei-Klassen-Medizin durch die Einführung einer Bürgerversicherung nicht gestoppt werden, solange sich wohlhabende Bürger durch Zusatzversicherungen trotzdem einen privilegierten Status erkaufen können.
Fakt ist, dass in naher Zukunft unser Gesundheitssystem grundlegend reformiert werden muss. Da sind sich auch alle Parteien einig. Das Deutsche Gesundheitssystem ist eines der Besten, aber auch Teuersten der Welt. Durch die jährlich steigenden Gesundheitsausgaben und den demografischen Wandel, wird es nur noch eine Frage der Zeit sein, bis die Finanzierung ins Wanken gerät. Bisher wurde dies meist mit kostendämpfenden Maßnahmen, wie zum Beispiel die Reduzierung der Übernahme von Kosten für Zahnersatz oder medizinischen Hilfsmitteln durch die Krankenkassen oder der Erhöhung der Beitragssätze und Zuzahlungen verhindert. Außerdem wurde der Gesundheitsfonds als weiteres Finanzierungsmittel eingeführt.
Ich bin der Meinung, dass eine Einführung der Bürgerversicherung ohne Anpassung oder Aufhebung der Beitragsbemessungsgrenze die Finanzierungs-probleme unseres Krankenversicherungssystems auf Dauer nicht lösen kann.

---

[27] Vgl. Verband der Privaten Krankenversicherung e.V, 07.09.14,
https://www.feuersozietaet.de/web/html/privat/service/aktuelles/buergerversicherung/fakten/

Da durch die Überalterung unserer Gesellschaft in Zukunft immense Kosten auf den Deutschen Sozialstaat zukommen werden, denke ich, dass es an der Zeit ist unser komplettes Sozialsystem auf den Prüfstand zu stellen und auf zumindest die Krankenversicherung und die Pflegeversicherung zu verbinden. Ob die Bürgerversicherung der richtige Weg ist, die Gesundheitsversorgung in unserem Land gerechter und gleichzeitig bezahlbar zu machen, bleibt für mich eher fraglich, da sie zwar viele positive Ansatzpunkte hat, allerdings bei genauerer Betrachtung auch Fragen offen lässt, wie zum Beispiel wie sich die Anpassung der Honorarverträge auf den schon bestehenden Ärztemangel auswirkt, oder ob sich die Einführung einer Bürgerversicherung auf das Angebot alternativer Heilverfahren auswirkt, da die Kosten hierfür bisher nur von der PKV übernommen wurden.

Schließlich kann man sagen, dass die Bürgerversicherung vielleicht gerechter wäre für die Versicherten, die momentan in der GKV versichert sind. Aber für die Privatversicherten und die Vertragsärzte der PKV und andere trifft das nicht zu. Außerdem hätte die Einführung einer Bürgerversicherung Auswirkungen auf den Arbeitsmarkt wie eine Studie der Hans Böckler Stiftung darlegt.

Letztendlich kann man sagen, dass weiterhin Reformbedarf im deutschen Gesundheitssystem besteht, die Bürgerversicherung aber nur ein Schritt in die richtige Richtung bedeuten würde und keine endgültige Lösung für die Zukunft darstellt.[28]

---

[28] Vgl. Hans Böckler Stiftung, 07.09.14, http://www.boeckler.de/pdf/p_arbp_284.pdf

Literaturverzeichnis

Karl Lauterbach, Heinz Lanfermann, Bürgerversicherung., Dr. med. Mabuse, Nr. 203 Mai/Juni, 2013, S. 16-17

Jan Böcken, Martin Butzlaff und Andreas Esche: „Reformen im Gesundheitswesen" 3. Überarbeitete Auflage, 2003, Verlag Bertelsmann Stiftung

Linda Karakas: „Gesetzliche vs. Private Krankenversicherung: Pro und Contra unter Berücksichtigung des deutschen Sozialstaatsmodells", Hamburg, Bachelor + Master Publishing 2014

Martin Pfaff, Bürgerversicherung - solidarisch und sicher!: Die Rolle von GKV und PKV, Beitragsgrundlagen, Leistungskatalog, rechtliche Umsetzung, VSA; Auflage: 1., 01.07.2004

Valentin Holzer, Die Finanzierung der GKV über Gesundheitsprämie, Bürgerversicherung, Gesundheitsfonds, Grin Verlag Gmbh, 31.07.2009

Die Grünen, https://www.gruene-bundestag.de/%20themen/gesundheit/buergerversicherung-eine-fuer-alle_ID_212303.html [Abruf am 27.07.2014]

SPD, http://www.bundestagswahl-bw.de/wahlprogramm_spd.html [Abruf am 07.09.2014]

Die Linken, http://www.linksfraktion.de/themen/buergerinnen-buergerversicherung-solidarische/ [Abruf am07.09.2014]

GKV-Spitzenverband, http://www.gkv-spitzenverband.de/krankenversicherung/krankenversicherung_grundprinzipien/grundprinzipien.jsp [Abruf am 09.08.2014]

Stiftung Warentest, http://www.test.de/Private-Krankenversicherung-344-Tarife-im-Test-1447386-2447404/ [Abruf am 07.09.2014]

Verband der Privaten Krankenversicherung e.V., www.pkv.de/themen/krankenversicherung/ [Abruf am 07.09.2014]

Bertelsmann Stiftung, https://faktencheck-gesundheit.de/news/news0/artikel/buerger-wuenschen-sich-solidarische-krankenversicherung/?tx_ttnews[year]=2013&tx_ttnews[month]=09&tx_ttnews[day]=26 [Abruf am 07.09.2014]

Leonie Sundmacher, Susanne Ozegowski, https://faktencheck-gesundheit.de/fileadmin/daten_fckv/Dokumente/GG_12_13_31-35-1_Sundmacher_Ozegowski.pdf [Abruf am 07.09.2014]

Bundesärztekammer,
http://www.bundesaerztekammer.de/page.asp?his=3.71.11025.11183.11203
[Abruf am , 07.09.2014]

Frank Schulze Ehring, http://www.wip-
pkv.de/uploads/tx_nppresscenter/Rationierung_und_Wartezeit_in_Grossbritann
ien.pdf [Abruf am 07.09.2014,]

Handelsblatt, http://www.handelsblatt.com/politik/deutschland/gesundheit-als-
planwirtschaft-horrormeldungen-aus-dem-krankenhaus-seite-all/7874494-
all.html [Abruf am 07.09.2014]

Verband der Privaten Krankenversicherung e.V,
https://www.feuersozietaet.de/web/html/privat/service/aktuelles/buergerversiche
rung/fakten/ [Abruf am 07.09.2014]

Hans Böckler Stiftung, http://www.boeckler.de/pdf/p_arbp_284.pdf [Abruf
am07.09.2014]

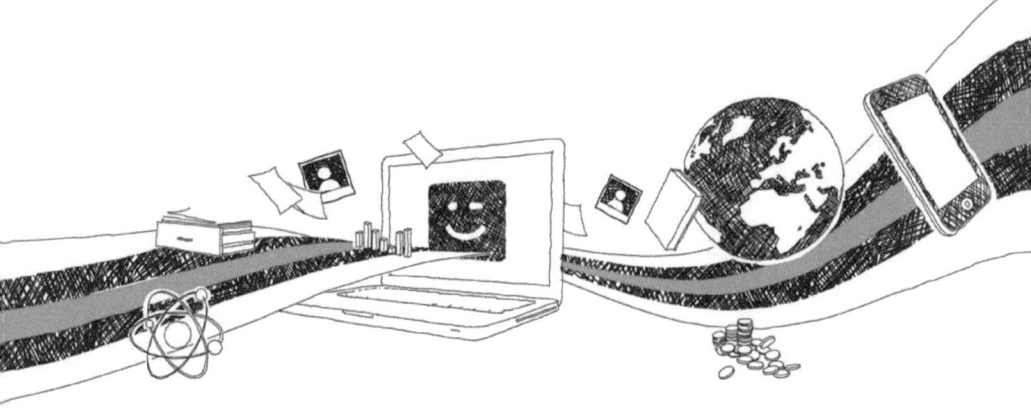
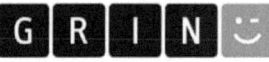